Cómo Hacer Una Parada De Manos

Desde Los Ejercicios Básicos Hasta Las Flexiones En Parada De Manos Sin Apoyo

Patrick Barrett

INDICE

"¿Te has dado cuenta cuando ves a un grupo de hombres fuertes que, tarde o temprano, siempre dedican un tiempo a hacer balancear con los manos?"

-Curso York N º 1 De Hacer Balancear Con Los Manos, alrededor de 1950

Otros Libros De Patrick Barrett

Ejercicios naturales: Entrenamiento básico con Peso corporal y gimnasia de fortalecimiento y pérdida de peso

Ejercicios avanzados con peso corporal: Entrenamiento completo para todo el cuerpo para hacer en casa o en el gimnasio

Ejercicios para las manos y el antebrazo: Ejercicios y rutina de entrenamiento para fortalecer fuerza de prensión

Los mejores ejercicios para el abdomen: Rutina de ejercicios abdominales para fortalecer el abdomen y tener un vientre plano

Renuncia

INTRODUCCIÓN AL ENTRENAMIENTO DE PARADA DE MANOS

Mi nombre es Patrick Barrett, y me gustaría darte las gracias por haber comprado este libro. Espero que seas capaz de usarlo para dominar todas las técnicas de la parada de manos, y para mejorar tu fuerza y el equilibrio de forma significativa a lo largo del camino.

Estoy muy contento de que hayas decidido aprender a hacer parada de manos. Hace décadas, la parada de manos y el balanceo eran una parte normal del entrenamiento de casi cualquier persona que levantaba pesas o estaba interesado en ponerse más fuerte y saludable.

Sin embargo, las cosas han cambiado drásticamente. Muchas personas prefieren los ejercicios ultra-controlados que se pueden hacer con las máquinas, y ellos se mantienen alejados de ejercicios como la parada de manos, que requiere un poco más esfuerzo para dominarlos.

Parece que los ejercicios de la "vieja escuela", como la parada de manos, están empezando a reaparecer, y me alegro de que hayas decidido ser parte de esta tendencia.

Me gusta especialmente el entrenamiento de ejercicios como la parada de manos, porque no sólo estás cada vez más fuerte sino que también estás desarrollando una nueva habilidad. Eso hace que el entrenamiento sea mucho más interesante y agradable, y mucho menos soporífero que un montón de otros ejercicios híper-repetitivos y aburridos que mucha gente hace.

Ten en cuenta que también puede ocurrir que al principio te sientas un poco frustrado. Si quieres hacer ejercicios en una máquina, todo lo que necesitas hacer es averiguar cómo funciona y prácticamente puedes empezar inmediatamente. Ya eres un "experto" en el momento en que hagas tu tercera repetición.

Hacer paradas de manos y ejercicios que entrenan para esto, es diferente. Esto requiere un poco más de esfuerzo y persistencia. Vas a aprender varios ejercicios en este libro, y vas a necesitar tiempo para aprender y dominar cada uno de ellos.

Dominar estos ejercicios te va a resultar más fácil si los practicas de forma inteligente. Vamos a hablar más de eso cuando lleguemos a esos ejercicios, pero recuerda—no se trata de un ejercicio aburrido y repetitivo. Presta atención, piensa en lo que estás haciendo, y vas a hacer un buen progreso.

¡Vamos a comenzar!

Otros libros de Patrick Barrett:

Ejercicios naturales: Entrenamiento básico con Peso corporal y gimnasia de fortalecimiento y pérdida de peso

Ejercicios avanzados con peso corporal: Entrenamiento completo para todo el cuerpo para hacer en casa o en el gimnasio

Ejercicios para las manos y el antebrazo: Ejercicios y rutina de entrenamiento para fortalecer fuerza de prensión

Los mejores ejercicios para el abdomen: Rutina de ejercicios abdominales para fortalecer el abdomen y tener un vientre plano

RESPIRACIÓN

La respiración es una parte importante del entrenamiento para hacer la parada de manos, ya que es una parte importante de cualquier entrenamiento. Casi cualquier artista marcial o deportista te dirá que tu aliento es tu poder, y esto vale tanto aquí como en cualquier otro tipo de entrenamiento físico.

Como regla general, exhalas durante la parte más difícil de un ejercicio, e inhalas durante la parte menos difícil. Para decirlo de manera más sencilla: exhalas durante el esfuerzo.

Hay excepciones a cualquier regla, pero ésta es una buena regla a seguir.

En muchas rutinas de ejercicios, sigues un patrón bastante estándar que se trata de hacer una inhalación mientras te preparas para hacer una repetición, una exhalación cuando haces la repetición, y otra inhalación mientras te preparas para la próxima repetición.

Sin embargo, el entrenamiento para hacer la parada de manos (en su mayor parte) no implica repeticiones, ni tampoco seguir el patrón normal de la inhalación y la exhalación. En vez de esto, tendrás que tratar de mantener una posición durante el mayor tiempo posible mientras intentas mantener el equilibrio.

Esto significa que en lugar del patrón normal, te concentras en la inhalación, y luego haces una lenta exhalación constante, siempre y cuando mantengas la posición (y tienes que repetir el patrón respiratorio al final de la exhalación, si eres todavía capaz de mantener la posición).

Ese patrón de respiración sirve para dos propósitos. Primero, por supuesto, te ayudará a mantenerte fuerte y constante mientras que estás haciendo el ejercicio.

El segundo beneficio es más de tipo mental. Las personas que están familiarizándose con el entrenamiento para la parada de manos, pueden sentirse extraños con los pies arriba y apoyados en sus manos. Pero si te concentras en tu respiración, tu mente puede alejarse más fácil de todo lo demás y vas a poder encontrar la fuerza y el equilibrio necesarios, sin pensar tanto en ello.

Bueno, voy a hablar mucho acerca de cómo concentrarte durante tu entrenamiento para hacer el pino con las manos, pero lo importante es que prestes atención a lo que estás haciendo y que además tu ejercicio esté pulido. Entonces, puede sonar raro cuando te digo que tienes que equilibrarte sin pensar en ello de forma específica.

Sin embargo, hay algo importante aquí. Justo después de que has hecho (o hayas intentado) una parada de manos, debes pensar en qué dirección caíste, y porqué, para tratar de averiguar lo que puedes mejorar la próxima vez y además corregirlo.

Justo antes de hacer una parada de manos, debes pensar en lo que has aprendido de tus otros intentos y utilizar ese tiempo para establecer tu posición, con el fin de mejorar la próxima parada de manos.

Pero cuando en medio de un ejercicio de parada de manos, muchas veces es mejor dejar de pensar y analizar lo menos posible, te concentras en tu respiración, y sólo tratas de equilibrarte instintivamente.

Puede ser abrumador mantenerse pendiente de tus manos, tus hombros, tus pies, tus piernas y todo lo demás a la vez. Por eso, sólo pensar en respirar lenta y continuamente, hacia adentro y hacia afuera, te puede ayudar a mantener tanto la concentración como el equilibrio.

ARTICULACIONES

La mayoría de las personas que realiza ejercicios hoy en día, tiende a gastar todo su tiempo pensando en sus músculos. Sin embargo, para estar fuerte y en forma, también debes tener unas articulaciones fuertes, algo que una gran cantidad de atletas ignoran. Muchas personas no entienden que, al igual que puedes desarrollar tus músculos para ser más fuerte y más saludable, puedes hacer lo mismo con tus articulaciones.

En los ejercicios ultra-controlados que a la mayoría de las personas les gusta realizar hoy en día—con las máquinas y aparatos que controlan el rango de movimientos completo —tus articulaciones rara vez se hacen frente a cualquier tipo de situación inesperada. Sin embargo, el ambiente predecible creado por esas máquinas no corresponde con el mundo real, lo que significa que el entrenamiento de tu cuerpo—y tus articulaciones en particular—probablemente tampoco estén preparándose para el mundo real.

Eso puede dar lugar a lesiones cuando sales del gimnasio y tratas de jugar un deporte verdadero, o de coger algo pesado, hacer una voltereta, o lo que sea.

El entrenamiento para hacer la parada de manos es diferente. Es impredecible. Estás tratando de mantener el equilibrio, lo que podría significar inclinar en un sentido o en otro, o cambiar la colocación de las manos, o incluso caer de esta parada de manos si ya no te puedes sostener.

Esto puede causar un poco de miedo si sólo estás acostumbrado a hacer ejercicios en las máquinas, en las que nada imprevisible llega a suceder, pero también es un buen entrenamiento. Pon tus articulaciones y tus músculos en situaciones desconocidas e impredecibles y los obligas a actuar como corresponde en cada caso.

Siempre y cuando sigas las técnicas de este libro, las articulaciones tendrán la oportunidad de desarrollarse, del modo en que lo necesitan, para que puedas aprender a realizar una parada de manos correcta.

Recuerda que nada está libre de riesgos, y no importa cuántas precauciones tomes, siempre te puedes lesionar haciendo este entrenamiento o cualquier otro tipo de entrenamiento. La progresión de ejercicios que vas a aprender tiene la intención de minimizar este riesgo todo lo razonablemente posible.

A medida que avanzas en el proceso de entrenamiento, es posible que notes algunas molestias, durante o después de los ejercicios. Esta incomodidad es normal, ya que tus articulaciones están expuestas a nuevas tensiones y aprenden a adaptarse.

Sin embargo, este malestar debe desaparecer. Si en algún momento se convierte en dolor, debes dejar de hacer lo que estás haciendo y asegurarte de que estás utilizando la forma correcta. Si todavía sientes el dolor después de intentar el ejercicio de nuevo, debes hacer algunos ejercicios más fáciles que pongan un poco menos tensión en las articulaciones.

Las articulaciones necesitan más tiempo que los músculos para desarrollarse y fortalecerse, y puedes descubrir que hay que dedicarles más tiempo. Si experimentas dolor en las articulaciones durante un entrenamiento, incluso cuando tus músculos todavía no están cansados, termina tu entrenamiento para este día y vuelves a intentarlo cuando el dolor haya desaparecido.

El entrenamiento para hacer la parada de manos es un ajuste, entonces no te sorprendes si notas un ajuste corporal. La mayoría de ustedes probablemente ni se da cuenta, pero es posible que algunos sí.

Me acuerdo que el día después de unos de mis primeros entrenamientos de parada de manos, podía oír crujir mis hombros cuando los movía hacia adelante y hacia atrás. No fue doloroso o incómodo, pero sin duda era desagradable.

Al día siguiente, se había ido, y nunca se repitió. Tu cuerpo se ajustará, como el mío, aunque tal vez no de forma tan notable.

Sólo tienes que ir con paciencia a través del entrenamiento, y si llegas a tener algún dolor, vuelves a un ejercicio más fácil y vas trabajando cuidadosamente para mantenerte libre de dolor.

CALENTAMIENTO

Si estás pensando seriamente en desarrollar las habilidades para hacer la parada de manos, probablemente tengas suficiente experiencia con el ejercicio como para saber que necesitas calentar tus músculos antes de empezar.

De esta manera, la sangre fluirá y tus articulaciones y tus músculos se calientan, lo que significa que funcionarás mejor durante los ejercicios, y que eres menos propenso a lesionarte durante el entrenamiento.

Asegúrate siempre de calentarte antes y estirarte después. El orden es importante, ya que tendrás resultados mucho mejores estirando músculos que ya están calientes.

Puedes tener un calentamiento decente simplemente haciendo unos 10-20 saltos de tijera y toques de las puntas del pie, y luego añadir un juego o dos de 10-20 flexiones para conseguir que algunos de los músculos de la parte superior del cuerpo empiecen a trabajar un poco.

No es necesario que estés sudando, pero tu corazón necesita estar bombeando y debes estar mental y físicamente preparado para tu entrenamiento de parada de manos. Cuantos más de estos ejercicios hagas, más conocerás qué es exactamente lo que necesitas hacer para sentirte "calentado".

Es fácil renunciar a tu calentamiento en la rutina de éste o cualquier otro ejercicio. Yo no lo recomiendo. Siempre asegúrate de calentar tus músculos previamente.

ESTIRAMIENTO

Al hacer cualquier tipo de ejercicio, debes calentar y estirar después. En este capítulo no vamos a describir una rutina completa de estiramiento, sólo una que se dirige a lo que vamos a estar haciendo en los ejercicios para hacer la parada de manos.

En primer lugar, haz tu calentamiento, como hablamos en el capítulo anterior. Una vez que estés calentado, realizas una rutina de estiramiento normal y asegúrate de incluir estos estiramientos para los tríceps, los hombros y las manos:

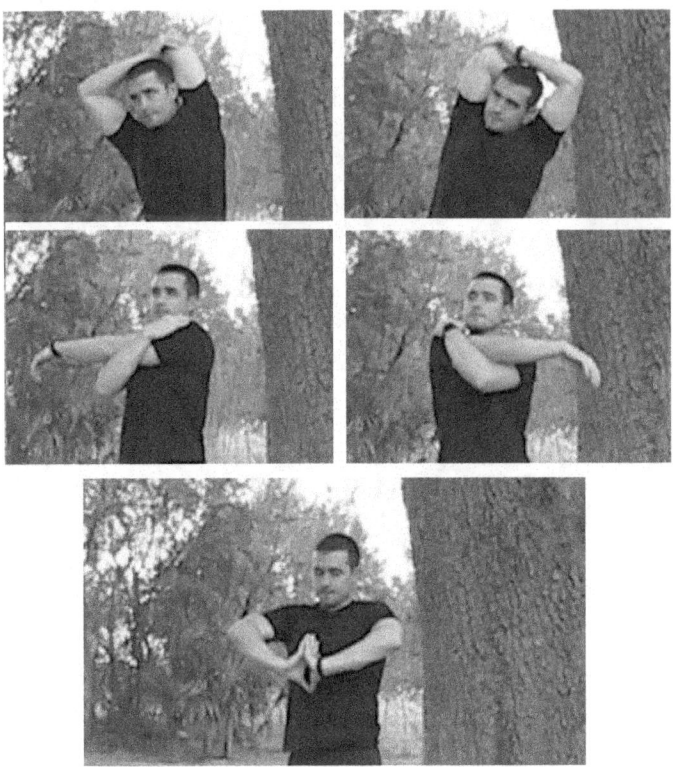

Es absolutamente esencial que te asegures de estirar los antebrazos y las manos. En el último estiramiento en la foto, debes aplicar una suave presión en la punta de los dedos al extender los brazos. Debes sentir este movimiento al extender tus antebrazos. Puedes girar las manos hacia arriba o hacia abajo, mientras aplicas esta presión para cambiar la posición de los diferentes músculos del antebrazo.

No hace falta decir que la salud y la condición de tus manos serán fundamentales para tu éxito en el entrenamiento de la parada de manos, y que es muy fácil encontrarse con problemas si empiezas incorrectamente no estirando las manos.

LOS EJERCICIOS

FLEXIONES

Casi no iba a incluir a las flexiones como uno de los ejercicios aquí, porque si estás tratando de hacer la parada de manos, imagino que ya eres competente en éstas, pero supongo que tiene sentido incluirlas en este comienzo.

Obviamente, para hacer la parada de manos, vas a necesitar algo de fuerza en los brazos. No necesitas una fuerza excepcional del cuerpo superior para mantener una parada de manos contra la pared por un corto tiempo, pero para algunas personas (especialmente si no estás muy delgado, o si no tienes mucha experiencia con los ejercicios) la fuerza del brazo puede ser un problema al inicio. Para esto sirven las flexiones.

En un nivel básico, la fuerza que necesitas para llevar a cabo una parada de manos contra una pared vendrá de los tríceps y de los hombros, y aunque el foco muscular no es exactamente lo mismo, puedes construir ese tipo de fuerza a través de las flexiones (además, las flexiones siempre son un buen ejercicio, aunque sean muy básicas).

Entonces, si estás un poco oxidado, o te sientes un poco inseguro de tu capacidad de soportar todo el peso sobre tus brazos, es mejor comenzar a trabajar hacia tu objetivo haciendo unas flexiones como entrenamiento. Sigue las fotos, y asegúrate de que inhalas cuando bajas, y exhalas cuando subes.

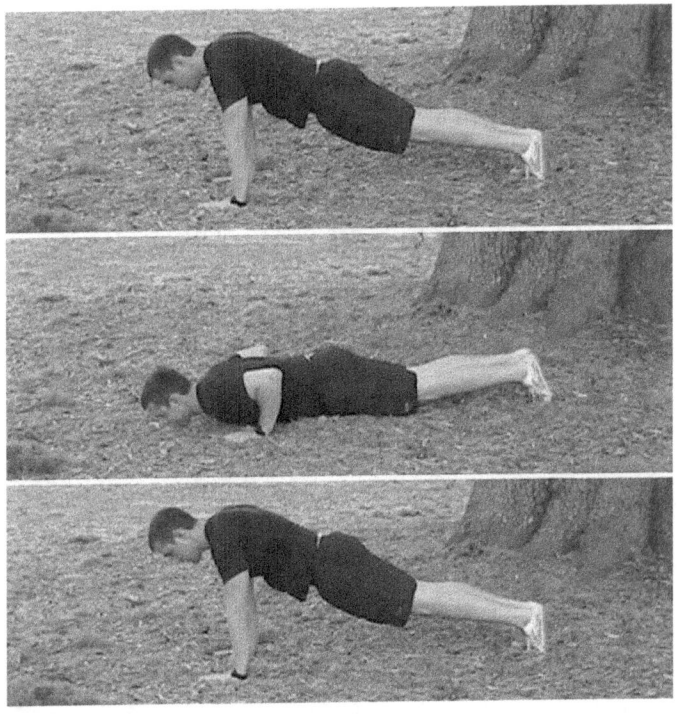

Si puedes hacer 20 flexiones, ya te puedes sentir muy bien acerca de tu capacidad de mantener una parada de manos contra la pared, aunque en realidad deberías ser capaz de hacerlo incluso si sólo puedes hacer 10 flexiones. Como dije, no necesitas una enorme cantidad de fuerza de la parte superior del cuerpo para hacer una parada de manos contra la pared. En principio, el reto es sobre el ajuste mental y físico de tener los pies arriba más que de ser fuerte para sostener esta posición.

Si sientes que es necesario, puedes hacer tu primer entrenamiento (o tus primeras sesiones de entrenamiento) para hacer la parada de manos en realizar 3-5 series de unas 10-25 flexiones (más flexiones si estás ligero, menos si estás más pesado). Si puedes hacer eso sin ningún problema, continuamos al siguiente ejercicio (lanzar los pies al aire). Si no puedes, debes seguir hasta que logres hacer esta cantidad de flexiones fácilmente.

Si todo esto te suena demasiado básico y sencillo, no te preocupes y continúa con el siguiente ejercicio.

LANZAR LOS PIES

Éste es básicamente el primer paso para hacer una parada de manos contra la pared. En poco tiempo, será muy natural para ti hacerlo. Por ahora, nos concentraremos específicamente en lo que necesitas para ponerte contra la pared en la parada de manos.

Siga la secuencia de las fotos: empiezas a cuatro pies, mirando a la pared, con las manos un poco más abiertas que el ancho de tus hombros, y las puntas de los dedos de uno a dos pies de distancia de la pared.

A continuación, pones un pie en el suelo y lanzas el otro al aire, como en la foto 3. Presionas suavemente tu pie que está en el suelo con suficiente fuerza para que puedas lanzar la pierna hacia arriba en la pared y luego lanzas tu otro pie para apoyarlo contra la pared. Ahora estás haciendo la parada de manos contra la pared.

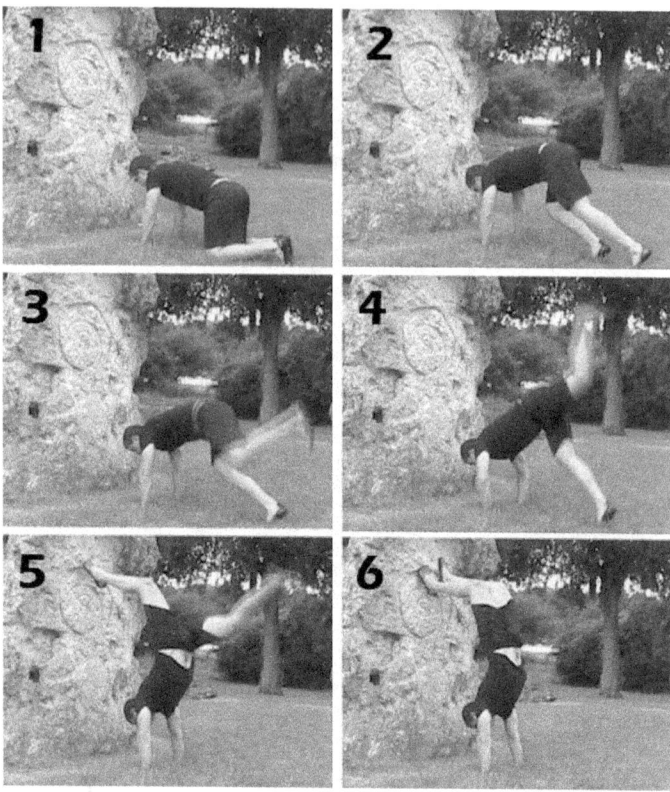

Algunos de ustedes lo harán bien en el primer intento, pero otros tendrán problemas para llegar a esta posición. Está bien, hay maneras para lograrlo. Recuerda los siguientes consejos:

1. No pensar tanto en lanzarte contra la pared que te olvides de soportar tu peso, una vez que estés en posición. Mantén los brazos fuertemente extendidos, y prepárate para mantenerte en la parada de manos.

2. Al inicio es mejor lanzar los pies con mucha suavidad que con mucha fuerza. De esa manera te das la oportunidad de acostumbrarte a la sensación de estar con los pies arriba cuando consigues la posición. Simplemente, impúlsate ligeramente con la parte inferior del pie, y trata de lanzar el pie hasta la parte superior de la pared. Si no lo logras, vuelves a intentarlo con un poco más de fuerza, y sigues aumentando la fuerza hasta que lo hagas bien. Eso es mucho mejor que golpearse contra la pared, si te lanzas con demasiada fuerza (todavía hay un agujero en la pared de yeso de la casa de mis padres de aquella ocasión en la que enseñé a mi amigo de la secundaria a realizar una parada de manos, y puso demasiado entusiasmo al lanzar sus pies).

Sé paciente, y utiliza los dos minutos extra que se tarda en aprender a lanzarte suavemente y sin problemas. Al hacerlo también creas buenos hábitos para cuando comienzas a trabajar en la verdadera parada de manos.

3. No trates de lanzar ambas piernas al mismo tiempo, si lo haces vas a tener demasiada fuerza. Aprende a realizarlo con una sola pierna, y lo demás será fácil.

4. Una vez que estás haciendo la parada de manos, respira profunda y lentamente y estira tu cuerpo entero, imagínate que estás parado en las puntas del pie y tratas de llegar por encima de tu cabeza lo más alto que puedas. Concéntrate en tu respiración, y mantén esa posición.

Nota al margen: En la foto 6, las piernas están dobladas a unos 90 grados, simplemente por lo lejos que estoy de la pared. Si tus dedos están a más de un pie de la pared, serás capaz de mantener la parada de manos contra pared con las piernas rectas. Las dos formas están bien por ahora.

5. Para bajar, simplemente haz lo contrario—impúlsate ligeramente desde la pared con (lo que era) el pie de arriba, y lleva el pie de abajo de nuevo hacia el suelo, seguido por el pie de arriba.

Eso es todo. Nuevamente, una vez que logres hacerlo, esta parte será muy fácil, pero es necesario dominar la memoria muscular al principio, y es necesario desarrollar la conciencia corporal de pasar de estar de pie a estar con los pies arriba.

Una vez que lo hayas hecho con éxito dos o tres veces seguidas, deberás hacer juegos de éstos, lanzarte, mantenerte por un par de segundos, y luego volver a bajar, para que te sientas totalmente cómodo con el movimiento.

LA PARADA DE MANOS
CONTRA LA PARED

La parada de manos contra la pared es un ejercicio bastante simple, una vez que has dominado la patada hacia arriba, y simplemente aguantas la posición por todo el tiempo que puedas hacerlo correctamente. Sin embargo, hay algunas cosas que necesitas tener en cuenta cuando estés haciendo parada de manos.

Al principio, haces parada de manos con los dedos alrededor de uno a dos pies a distancia de la pared. Esta distancia hace que sea fácil para ti para apoyarte en la pared. Sin embargo, a medida que te sientes más cómodo, mueves las manos más cerca de la pared, hasta que puedas lanzarte cómodamente con los dedos a seis pulgadas de la pared, y luego a tres. Cuanto más cerca pongas tus manos de la pared, más estará encima de tus manos tu peso, en lugar de contra la pared. Esto aproxima más a la sensación de hacer una verdadera parada de manos.

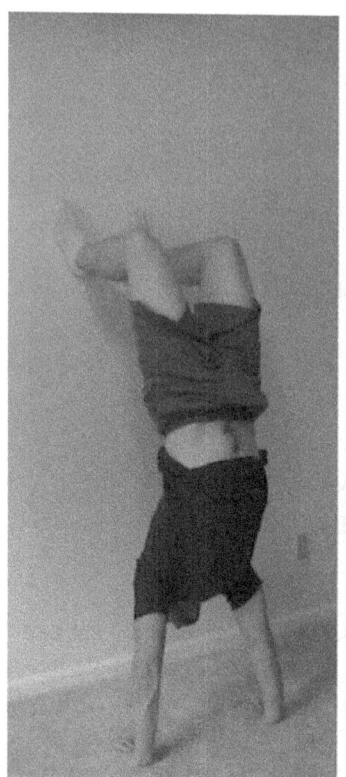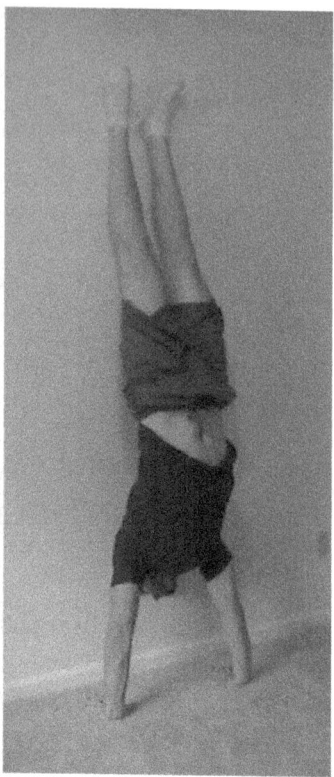

La primera foto muestra una parada de manos con los dedos a unos 18 pulgadas de la pared. La distancia mayor es porque las piernas están dobladas. Esta posición te permite apoyarte más pesadamente contra la pared, y es más fácil de mantener para la mayoría de los principiantes.

La segunda foto muestra una parada de manos con los dedos a tres o cuatro pulgadas de la pared. Como puedes ver, estar más cerca de la pared significa que tus piernas están más rectas. Ya que estás justo contra la pared, y tu peso está directamente sobre las manos, lo que te obligará a confiar menos en la pared y más en tu propia fuerza.

Con el siguiente ejercicio necesitas poner las puntas de los dedos a pocas pulgadas de la pared. Cuanto más cerca estén las manos de la pared, más vas a empezar a sentir lo que se siente al hacer una parada de manos sin apoyo.

Mientras que te estés sosteniendo en la parada de manos, no inclines tu cuerpo contra la pared como si fuera un peso muerto. Recuerda que tu objetivo es hacer una parada de manos sin la ayuda de la pared. Trata de mantenerte todo cuanto te sea posible en tus propias manos, e imagínate la sensación de sostener esta posición sin la ayuda de la pared. Inclínate ligeramente, todo lo que necesites, pero hay que tener en cuenta que tu objetivo es llegar al punto en que ya no sea necesario apoyarte en la pared.

Concéntrate en la respiración profunda y lenta y acuérdate de extender y estirar tu cuerpo. Cuando bajes de la pared, hazlo con todo el control que tengas y desarrolla los instintos que necesitas para mantener un verdadera parada de manos.

EL EMPUJE

Esto es un gran paso adelante para poder hacer una parada de manos.

Lánzate apoyándote con las manos contra la pared y con los dedos a tres pulgadas de distancia de la pared. Mantén la posición firme, extiéndete, y siente todo el peso que puedas en las manos. Mantén las piernas rectas.

Ahora, con suavidad y firmeza aplica presión hacia abajo con los dedos. Si no estás inclinado demasiado fuerte en la pared, debes comenzar a empujar tus piernas fuera de la pared. Tu objetivo es empujar con tanta fuerza que tus piernas salgan de la pared por completo, y tendrás un apoyo de manos de un par de segundos (o más, si puedes). Si no te mueves al principio, concéntrate en la aplicación de presión con las puntas de los dedos de la mano en particular.

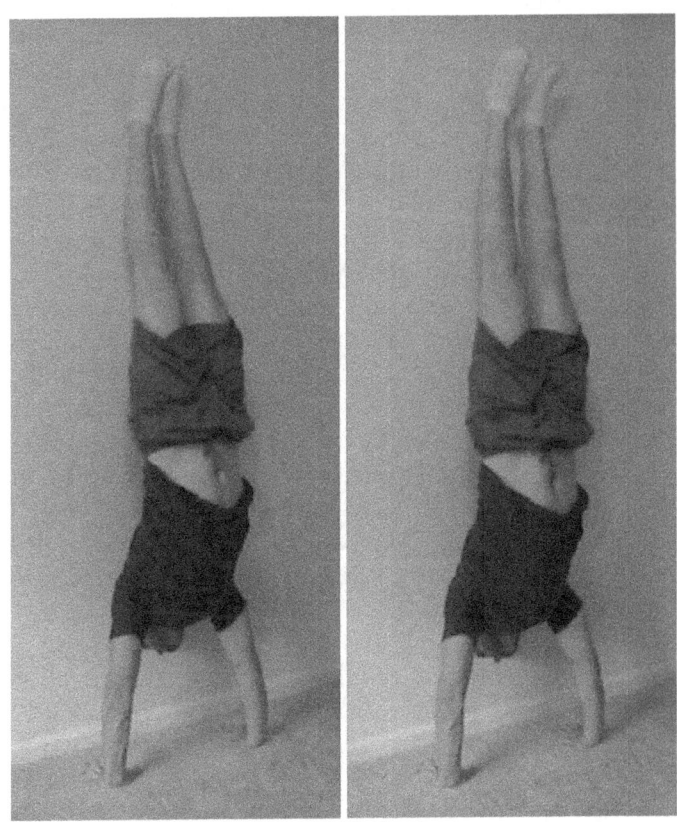

Como puedes ver en la imagen, no hay una gran diferencia visual entre la primera foto y la segunda, pero hay una diferencia enorme para ti, porque en la primera posición estás haciendo parada de manos contra la pared, y en la segunda posición (si lo puedes mantener), has empujado los pies de la pared, y estás haciendo una corta parada de manos sin apoyo.

Si no puedes empujarte de la pared, es mejor bajar, y lanzarte nuevamente con las puntas de los dedos cerca de la pared. Cuanto más cerca están las manos de la pared, más fácil será empujarte (porque la posición es casi vertical), y cuanto más lejos están de la pared, más difícil será (porque estás apoyado mucho más en la pared). Si las puntas de los dedos están ya muy cerca de la pared, intenta poner más de tu propio peso por encima de las manos y apoyar menos en la pared.

Vas a aprender mucho al hacer este ejercicio, porque es la primera vez que realmente vas a hacer una parada de manos sin la ayuda de una pared (aunque sólo sea por un segundo). Después de empujarte de la pared, trata de mantener el equilibrio el tiempo que puedas. Tienes que depender principalmente de las manos y de los dedos para mantener el equilibrio y para no balancear las piernas en un sentido o en el otro. Asegúrate de mantener tu cuerpo recto y extendido, y balancear aplicando presión en los dedos y no con la parte posterior de tus manos (encontrarás más sobre esto en los siguientes capítulos).

Una vez que pierdes el equilibrio, te vas a caer al suelo o te vas a caer contra la pared. Si te caes al suelo, levántate y vuelve a intentarlo. Si te caes hacia atrás contra la pared, prepárate para empujarte de nuevo, y trata de mantenerte durante un par de segundos más.

Presta atención a la dirección en que tiendes a caer, y trata de corregir eso, pero no te frustres. Necesitas desarrollar el equilibrio, y esto necesita práctica, pero también hay que tener unas manos y unos dedos fuertes para sostener la parada de manos. El desarrollo de esta fuerza toma su tiempo. No te rindas, y verás mejoras continuas.

En la medida que comiences a mejorar en esto moverás los dedos un poco más lejos de la pared (recuerda, cuanto más lejos estén las puntas de los dedos, más difícil será para empujarte). Cuando realmente lo entiendas, trata de usar la presión de las puntas de los dedos cuando te levantes para bajar tu velocidad o incluso para parar antes de que tus pies toquen la pared. Cuando tus dedos sean lo suficientemente fuertes para hacer eso, estás más cerca de ser capaz de mantener una verdadera parada de manos.

CAMINAR CON LAS MANOS

Caminar con las manos es divertido. No es absolutamente necesario, pero si tienes el espacio y las ganas de hacerlo, puede ser una gran manera de desarrollar una mejor fuerza y equilibrio en la parada de manos.

La premisa es simple. Busca un espacio abierto en donde te sientas cómodo cayendo, y lanza la parada de manos. A medida que comiences a caer hacia adelante, tira una mano para amortiguar la caída, y luego sigues con la otra, y así sucesivamente. Mantente inclinado un poco hacia delante, y pon tus manos para amortiguar la caída. En ese momento es probable que caigas. Puedes recuperar el aliento y volver a intentarlo.

A la mayoría de la gente le gusta hacer esto en la hierba, y probablemente deberías hacerlo allí para evitar caídas duras. Para seguir el entrenamiento revisa desde la primera columna de las imágenes secuenciales, y luego sigue con la segunda columna.

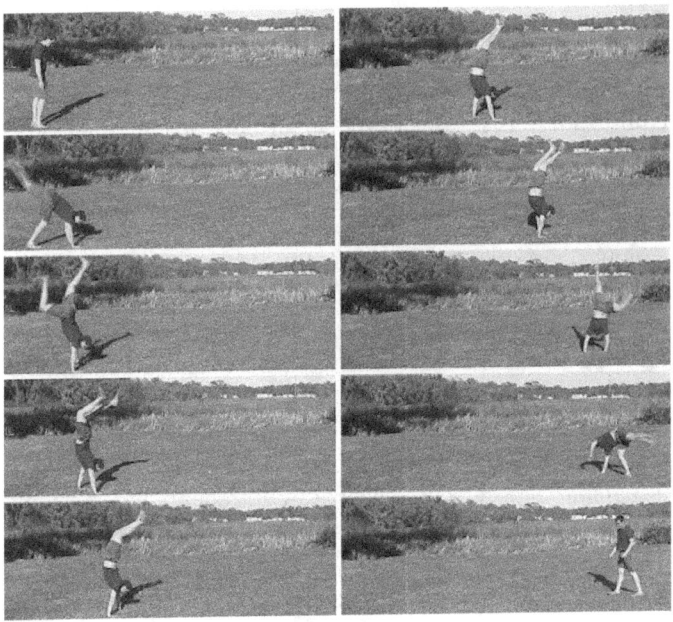

Como puedes ver en la foto, comenzarás por ponerte de pie, y luego a inclinarte y levantarte al mismo tiempo. Puedes ver que tendrás que extender las piernas hacia delante, ya que hay que inclinarse hacia adelante para ir en esa dirección. Cuanto más te inclines, más rápido tendrás que caminar para mantener tu peso. Hay muchas maneras de terminar de hacer la parada de manos, pero en principio la mayoría de ellas significa tener una cantidad de caídas semi – controladas.

Puedes ver en esta secuencia de las fotos 8, 9 y 10 (desde el centro hasta la parte inferior de la segunda columna) que un modo de 'desmontarse' es colocar una mano en línea recta por delante de ti para que gires 90 grados hacia un lado, y luego hacer una especie de "voltereta lateral".

Al principio será toda una lucha dar dos pasos, pero es posible que te sorprendas de lo lejos que puedes llegar. Caminar con las manos realmente no requiere mucho equilibrio. Vas a estar cayendo un poco hacia adelante, o hacia un lado o el otro, todo el tiempo, y en constante movimiento y ajuste. Entonces, si todavía no puedes mantener una parada de manos, podrás ser capaz de caminar con las manos más lejos de lo que hubieras esperado. Es algo parecido a mantener el equilibrio sobre una bicicleta, pero es difícil si la bicicleta está parada en un lugar, aunque es fácil cuando la bicicleta está rodando.

Además, debido a que estás tan concentrado en tratar de mantenerte, no te das cuenta de lo duro que estás trabajando, y puedes hacer un entrenamiento bastante intenso mientras lo disfrutas al mismo tiempo.

Una vez que mejores un poco, puedes tratar de ir más lejos, lo que puede ser muy útil para el desarrollo del equilibrio, porque vas a aprender a mantenerte derecho cuando las manos, los brazos, la espalda y los hombros comienzan a fatigarse. Después de caminar con las manos cansadas, hacer la parada de manos con las manos descansadas te resultará mucho más fácil.

Como dije, no es necesario caminar con las manos para aprender a hacer la parada de manos. Si no te sientes cómodo, o si no tienes un lugar seguro para hacerlo, no te preocupes, pasa a la sección siguiente.

HACER LA PARADA DE MANOS

Si has gastado bastante tiempo trabajando en empujarte de la pared, ya podrás comenzar a sostener la parada de manos sólida sin el apoyo de ésta.

El primer cambio grande estará en el modo en que te lanzas. Antes, bajabas a cuatro pies, y luego te pegabas contra la pared.

Ahora, pasas directamente de estar de pie a hacer la parada de manos como te lo explicamos, sin bajar a cuatro pies. Explicaré el movimiento en breve, y luego volveremos a esto y veremos todos los detalles.

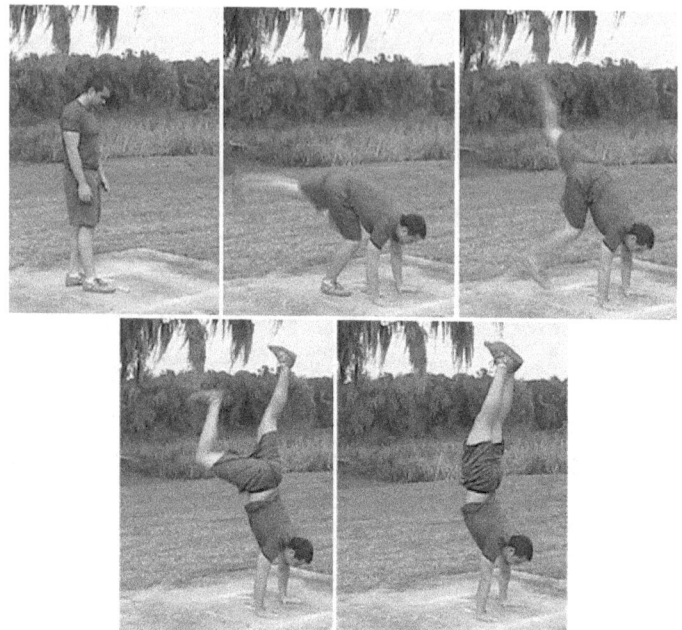

Colócate en un área despejada, plana y abierta, con un pie ligeramente detrás del otro. Inclínate hacia abajo y coloca las manos en el suelo. Al bajar las manos, lleva el pie que va conduciendo tu peso detrás de ti. A medida que cambie tu peso hacia abajo en tus manos, lleva tu pie trasero al lado de tu pie que se movió al principio. Sostén la parada de manos durante todo el tiempo que puedas.

Ahora vamos a ver cada paso con más detalle:

Estás de pie en un espacio abierto y plano. Es importante considerar dónde vas a hacer la parada de manos, un campo de hierba es bueno, porque es más blando si te caes. Una caída más suave está bien, pero por otro lado es mucho más difícil mantener el equilibrio sobre un terreno blando. Cuando presionas las puntas de los dedos en un piso blando para tratar de hacer equilibrio, la tierra cede, y no tendrás la resistencia que necesitas, por eso vas a empujar con más fuerza, y lo tendrás que corregir.

Es mucho más fácil encontrar un equilibrio estable sobre una superficie dura. Si te caes, esto hace la caída más fuerte, pero a estas alturas deberías tener suficiente experiencia para bajar de la parada de manos sin hacerte daño. No es necesario que sea de asfalto o de hormigón. Un suelo plástico o una alfombra están bien, necesitarás este tipo de firmeza opuesta a lo que es la hierba o la tierra.

Coloca un pie detrás del otro. El pie posterior es el pie con el que diriges, y el otro pie es el último para dejar la tierra cuando subas en la parada de manos.

Cuando te inclines, deja tus brazos colgar sin apretar de modo que tus manos toquen la tierra directamente debajo de tus hombros. Si te inclinas hacia adelante mientras tratas de estar abajo, pasarás un mal rato dando patadas con bastante fuerza para conseguir poner tu peso encima de las manos. Si traes tus manos muy cerca de tus pies, probablemente darás patadas con demasiado fuerza y te caerás. Solamente deja tus brazos colgar naturalmente mientras te inclinas, de modo que tus manos bajen directamente debajo de tus hombros, que es donde ellos tienen que estar para alcanzar el equilibrio óptimo.

Extiende tus dedos un poquito; esto te va a ayudar a crear una base estable sobre la tierra, y dar resistencia a tus dedos para apoyarte.

Cuando tus manos aterrizaren, la pierna líder debe estar en línea recta detrás de ti. Mantenla en un movimiento continuo hasta que esté directamente encima de ti. A medida que la pierna se acerca y tu peso cambie sólidamente a tus manos, levante tu pierna trasera para unirla a la pierna líder.

Esta es una parte muy importante de la parada de manos—no lances las dos piernas juntas. Levantar una pierna y luego la otra, hace una gran diferencia en tu capacidad para mantener el equilibrio. Para un observador, la subida de las dos piernas ocurre en menos de un segundo, pero para el individuo que está haciendo la parada de manos hay una gran diferencia.

Piénsalo: tus piernas son muy pesadas, y son la parte que está más lejos de ti y de tus manos. La dirección en que están oscilando prácticamente determina si el equilibrio se va a mantener o se va a caer. Necesitas una buena base con fuerzas en las manos para estar seguro, pero la conciencia corporal y el control de tus piernas es igualmente importante.

Si lanzas ambas piernas a la vez, tienes muy poco control. O las lanzas con la fuerza perfecta (muy poco probable), o las lanzas demasiado fuerte o demasiado suave, lo que significa que vas a terminar cayendo, incluso si logras mantenerte por un par de segundos.

Separar las piernas entre una pierna líder y una pierna de final significa que puedas conseguir que la mayoría de tu peso se soporte sobre tu primera pierna, y luego, dependiendo de donde estás con esa pierna, puedas ajustar la forma en que tu segunda pierna entra en juego. Si la primera pierna entra demasiado rápido, puedes traer la segunda pierna un poquito más lenta. Si tu primera pierna se inicia a un lado, tu segunda pierna puede compensarlo. Básicamente, dirigir con una pierna, y luego seguir con la otra, te da dos oportunidades de conseguir el equilibrio correcto, en lugar de sólo una.

Esto quizás no tiene mucho sentido cuando lo lees, pero realmente verás lo que quiero decir una vez que empiezas a practicar la parada de manos.

Es crucial que entiendas la importancia de las piernas para el equilibrio cuando se trata de hacer la parada de manos. A mí me gusta hacer al menos una parada de manos cada vez que hago ejercicios, no importa en que tipo de movimientos me estoy concentrando o en qué parte de mi cuerpo estoy trabajando. ¿Sabes cuando es más difícil hacer una buena parada de manos? No hay que hacerlo después de un entrenamiento duro con flexiones y prensas, ni cuando mis manos están dolidas de trabajar en la barra de levantamiento.

El momento más difícil para hacer la parada de manos es después de un entrenamiento del cuerpo inferior, porque es mucho más difícil ser preciso con esos pequeños ajustes de tus piernas, y también porque la presión en las piernas después de un entrenamiento del cuerpo inferior cambia en la manera de lanzar, lo cual te puede desequilibrar.

No importa tanto si las manos o los brazos están cansados. Las piernas cansadas son las que marcan la diferencia. Lo verás si pones atención cuando empiezas a trabajar en la parada de manos.

Una vez que estoy en la parada de manos, me gusta concentrarme en mirar al suelo y respirar profundamente, hacia adentro y hacia afuera. Trata de mantener tu peso equilibrado en el centro de tu palma. Si comienzas a inclinar hacia delante, empuja los dedos planamente en el suelo para compensar. Si empiezas a inclinar mucho, empuja con las puntas de los dedos. Si empiezas a inclinar hacia atrás, levanta las manos y apoya parte posterior de la mano en el suelo.

Intenta hacer este ejercicio para entender la mejor manera para equilibrar con la mano. Párate descalzo sobre una superficie dura y plana. Inclínate hacia adelante, sólo un poco. ¿Sientes cómo pones la presión en la parte delantera del pie? Ahora inclínate más hacia adelante. Observa cómo la presión se desplaza rápidamente desde la parte delantera del pie hacia fuera a las puntas de los dedos — obtienes un mejor aprovechamiento de las puntas de los dedos del pie, al igual que obtienes un mejor aprovechamiento de las puntas de los dedos de la mano. Por ello, si deseas corregir un poco, debes empujar hacia abajo uniformemente a lo largo de la longitud del dedo entero, y si estás inclinado hacia adelante más drásticamente, es necesario utilizar las puntas de los dedos para salvar tu la parada de manos.

Otra vez nos paramos descalzos. Ahora, inclina un poco hacia atrás. ¿Te das cuenta cómo recoges tus pies y reduces tu peso en los talones para evitar que te caigas hacia atrás? Una vez más, es justo lo mismo si te encuentras cayendo hacia atrás en la parada de manos, levanta tu mano y reduce el peso en la parte posterior de tu mano.

Recuerda que tus manos están operando como los pies, así que si sigues teniendo algún problema, trata de diagnosticar el problema poniéndote de pie descalzo, apoyado de una u otra manera y viendo cómo lo corriges, y luego ves cómo lo puedes aplicar durante una parada de manos.

Hay que equilibrar tu peso básicamente en el centro de tu palma. Lo ideal será que no necesites compensar la presión a través de los dedos, o desde la parte posterior de la mano para permanecer en posición vertical, sólo necesitas tener el peso equilibrado en el centro de la palma.

Cuando sientes que el peso comienza a deslizarse hacia adelante, aplica presión en los dedos para devolverlo donde pertenece. Cuando sientes que el peso comienza a desplazarse hacia atrás, levanta tu mano y rebaja el peso de la parte posterior de la mano para desplazar el equilibrio hacia atrás. Al principio, probablemente vas a hipercorregir y terminarás cayendo en la dirección opuesta de donde estabas cayendo antes de corregir, pero es una parte necesaria del proceso que tienes que pasar antes de conseguir la metodología correcta.

Lo ideal sería, que una vez que has pasado por todo eso y tienes mejor idea de cómo mantener el equilibrio, desees mantener las cosas bajo control para que puedes utilizar pequeños ajustes para permanecer equilibrado sin tener que hipercorregir.

Al bajar de la parada de manos, trata de hacerlo con tu propia fuerza. En vez de simplemente caer a un lado o al otro, deliberadamente debes bajar el pie último, luego el otro pie, y vuelve a levantarte. Esto refuerza la buena costumbre de mantener el control durante todo la parada de manos, completamente, hasta que vuelvas a ponerte de pie.

ENTRENAMIENTO PARA LA PARADA DE MANOS

Debido a la naturaleza del entrenamiento para realizar la parada de manos—se trata tanto del desarrollo de una habilidad como de una construcción de fuerza física—el entrenamiento que sigues debe ser un poco diferente a cuando aplicas fuerza normal.

Si quieres ver progreso verdadero en tu entrenamiento de la parada de manos, te recomendaría que en principio entrenes por lo menos tres veces a la semana durante media hora hasta que tu cuerpo se adapte a este ejercicio; yo no haría mucho más de eso. Una vez que lleves varias semanas y empieces a sentirte cómodo, puedes comenzar a entrenar más a menudo.

Podrías optar por entrenar mucho más que eso. Personalmente, a mí me gusta hacer una parada de manos al menos una vez por día para mantenerme en práctica, con entrenamientos mas extendidos de hasta de dos a cuatro veces a la semana, dependiendo si estoy entrenando cualquier otra cosa.

Al principio, cuando todavía estás aprendiendo a mantener la parada de manos, sigue este proceso (recuerda que siempre hay que calentar y estirar antes de cada entrenamiento):

Fase 1

Haz 3-5 paradas de manos, con 1-2 minutos de descanso en el medio. Mantén la parada de manos en la forma correcta durante todo el tiempo que puedas. Para hacer un trabajo extra, haz 1-3 series de lanzamiento de los pies después (otra vez, mantén cada serie de lanzamientos durante el tiempo que puedas). Ponte más cómodo en cada entrenamiento, moviendo las puntas de los dedos de las manos cada vez más cerca de la pared, hasta que estén apenas a unas pulgadas de la pared.

Cuando puedes aguantar la parada de manos en la pared cómodamente durante un minuto (con los dedos alrededor de tres pulgadas de la pared), pasa a la siguiente fase, donde te concentrarás en encontrar una posición cómoda para la parada de manos sin apoyo.

Fase 2

Trabaja en empujarte durante la parada de manos, y trata de mantener la parada de manos sin apoyo durante todo el tiempo que puedas. Si te caes hacia atrás contra la pared, toma un segundo para prepararte y luego trata de empujarte de nuevo. Si te caes al suelo, respira, espera 30 segundos o un minuto si es necesario, empújate hacia arriba de nuevo y vuelve a intentarlo. Es posible que necesites un descanso de un par de minutos, dependiendo del tiempo necesario que estés trabajando. Trabaja en esto durante el tiempo que sientas que todavía es productivo, probablemente de unos 5 a 20 minutos.

Alternativamente, puedes concentrarte durante algunos entrenamientos en caminar con las manos. Sólo tienes que buscar una zona plana y abierta. Lanza las piernas y trata de caminar durante todo el tiempo que puedas, descansa un minuto, y vuelve a intentarlo. Al igual que con la parada de manos, unos 5-20 minutos deben ser suficientes, justo hasta que sientas que estás cansado.

En algún momento, las manos, los brazos o los hombros van a empezar a cansarse, te vas a sentir como si estuvieras empeorando en vez de mejorando. Deja de caminar con las manos. Si quieres un poco más de entrenamiento, puedes hacer 1-3 paradas contra una pared, pero en ese punto ya deberías dominar la parada de manos.

Una vez que puedas empujarte desde la pared y sostenerte por unos segundos en lo que pueda parecer una parada de manos bastante sólida, es el momento de pasar a la fase siguiente.

Fase 3
Busque un espacio plano y abierto, y empiece a trabajar en paradas de manos sin apoyo. En este punto, básicamente puedes trabajar en ellos durante el tiempo que lo sientas productivo. Como antes, llegará un momento en que tus manos, tus hombros o tus brazos empezarán a agotarse, y tus intentos se volverán cada vez menos exitosos.

Siempre hay que parar si llegas a tener algún dolor en las articulaciones, pero una vez que entiendas el concepto básico, no dudes en seguir intentando, siempre y cuando sientas que sea productivo, es decir, si estás tan cansado que sigues cayendo ya en el momento en que lanzas las piernas, probablemente deberías parar. Sin embargo, si has estado trabajando por un tiempo, pero todavía sientes como si estuvieras haciendo progresos, entonces, continúa.

Cuando estás en la fase tres, asegúrate de que entrenas de forma inteligente. No sólo sigas lanzando las piernas y cayendo en la misma dirección. Presta atención cuando te caes, piensa en como sucedió, y como corregirlo la próxima vez. La mayoría de las veces, tus manos probablemente estuvieron en una posición errada o estabas levantando una de tus piernas con demasiada o con muy poca fuerza, o en la dirección equivocada. Trabajar en parada de manos sin apoyo durante una hora sin detenerte a corregir tus errores no es tan productivo como cinco minutos de forma activa, tratando de diagnosticar y solucionar tus problemas.

Revisa la sección de paradas de manos sin apoyo, dentro de la sección de ejercicios, y poder encontrar –cómo lanzar las piernas correctamente, dónde dejar tus manos, etc. Al principio, hay varias cosas que uno puede hacer mal. Trata de determinar una, trabaja en la solución, y luego pasa a la siguiente.

Sólo asegúrate de que entre los intentos te tomas un segundo para pensar sobre los pequeños ajustes que podrías hacer en tu próximo intento.

Una vez que puedes lanzar las piernas fácilmente en parada de manos, lo mantienes, y bajas de forma controlada, estás realmente fuera de fase 3 y puedes entrar en el entrenamiento de parada de manos normal. Puedes incluir parada de manos en tu entrenamiento rutinario de la parte superior del cuerpo.

Una forma sencilla es hacer 3-5 paradas de manos, cada uno durante todo el tiempo que puedas y con un par de minutos de descanso en el medio. También, puedes iniciar el entrenamiento de flexiones en parada de manos, sobre lo cual podrás leer en los siguientes capítulos.

FLEXIONES DE PUNTAS

La flexión de puntas es una flexión modificada. Es una gran manera de empezar a construir la fuerza y la conciencia del cuerpo que necesitas para hacer paradas de manos, sea contra una pared, o sea sin apoyo. Este tipo de flexiones mueve el foco muscular del movimiento del pecho y de los brazos hacia los hombros y los brazos, y utiliza un rango de movimientos que es similar al rango de movimientos en una flexión de parada de manos.

Hay dos maneras básicas de hacer flexiones de puntas.

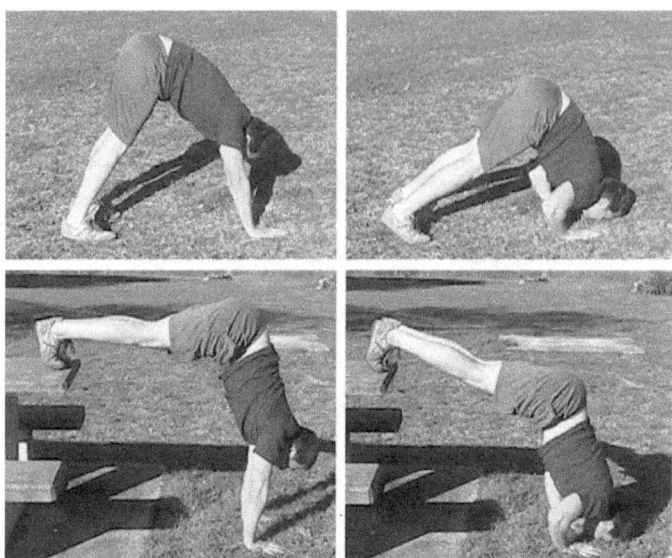

La primera forma es doblar la cintura, mantener las piernas rectas, y poner las manos en el suelo a 2-3 pies por delante de sus pies. Mantén la espalda lo más recta posible (esto requiere un poco de flexibilidad para hacerlo realmente bien, pero incluso si no eres muy flexible, puede ser muy útil). Haz flexiones llevando tu nariz al suelo, y luego volviendo hacia atrás hasta la posición inicial. Como siempre, inhala en tu camino hacia abajo, y exhala en tu camino hacia arriba.

La otra forma de hacerlas es básicamente la misma, pero elevando los pies. Puedes poner tus pies en cualquier cosa que no se caiga fácilmente como una pila de alfombras, el borde de una cama, una pelota de equilibrio. La idea es levantarte y poner tus caderas—y tu peso—por encima de tus manos. Obviamente, esto hace que el movimiento sea más difícil, y más parecido a una parada de manos.

Probablemente, te sorprenderás de lo difícil que puedan ser estos ejercicios cuando los haces bien. Debes sentirlo en los tríceps y en la parte superior de los hombros. Si en un inicio no puedes bajar completamente, bájate tan lejos como puedas y luego empújate hacia arriba. Trabajarás bajando un poco más lejos cada vez, hasta que puedas hacerlo bien.

FLEXIONES EN PARADA DE MANOS CONTRA LA PARED

Las flexiones en parada de manos son una forma fenomenal para construir la fuerza del cuerpo superior. Hacerlos sin el apoyo de una pared es mucho más difícil y mucho más agresivo, pero siendo realista, cuando los haces contra la pared vas a poder hacer muchas más repeticiones, y construir más fuerza en los brazos y los hombros.

Hacer flexiones en parada de manos contra la pared es bastante auto-explicativo. Como puedes ver en las fotos: lanzas las piernas en una parada de manos contra la pared con los dedos de 3 a 6 pulgadas de la pared, bajas hasta que la nariz toque el suelo, y luego regresas. Repita hasta que ya no puedas más.

Si has estado haciendo un montón de trabajo con la parada de manos y las flexiones de punta, podrías ser capaz de recorrer todo el camino hacia abajo y hacia arriba en tu primer intento. Si es así, entonces haz series de una, o dos, o la cantidad que puedas, y trabaja en hacer más repeticiones como lo harías con cualquier otro ejercicio. Sin embargo, si no puedes hacer una repetición completa y correcta, hay dos maneras básicas para entrenarlo: repeticiones parciales y repeticiones negativas. Primero vamos a ver las repeticiones parciales.

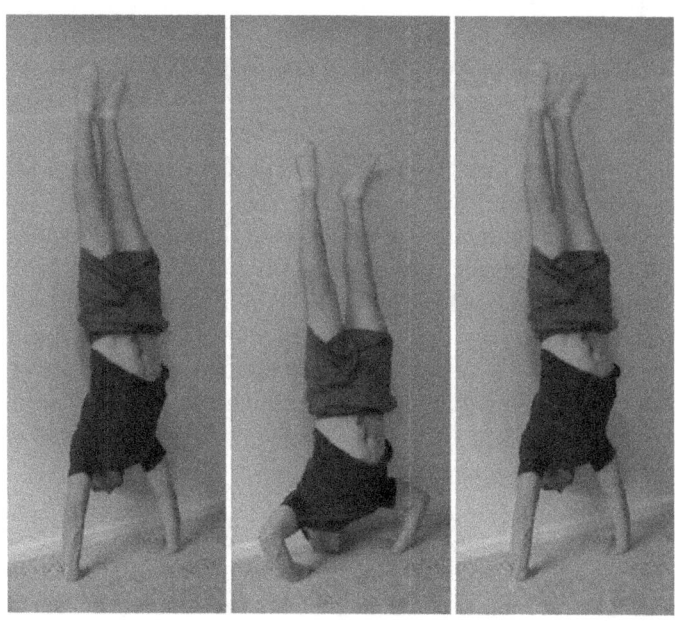

Las repeticiones parciales son simples. Si no puedes ir completamente hacia abajo y volver, bájate lo más que puedas, sin dejar de ser capaz de volver. Comience con bajar una pulgada más o menos (no vas a tener ningún problema si has estado trabajando con las flexiones de puntas). Luego bajas un poco más de una pulgada, y otro poquito más, y así sucesivamente. Después de unas repeticiones deberías encontrar un punto de estancamiento a que no puedes ir más allá y vuelves a subir.

Haz tantas repeticiones como puedas, tan abajo y hasta el punto de estancamiento que te permita subir. Descansa un par de minutos, y repite 3-5 series, o el tiempo que sientas que es productivo. Después de unas sesiones de entrenamiento, te vas a dar cuenta de que eres capaz de bajar más y más, hasta que puedas tocar el suelo con tu nariz.

La otra forma de llegar es a través de las repeticiones negativas. Sólo baja con tanto control como te sea posible hasta que estés abajo. A continuación, empuja los pies de la pared para que bajes de la parada de manos, lanza las piernas otra vez, y haz otra negativa. Puedes tomar dos enfoques diferentes—hacer las negativas lo más lentas posible, para hacer cada negativa lo más difícil posible, o hacerlo lo más rápido que puedas sin perder el control, para a continuación lanzar las piernas otra vez y hacer algunas más, y hacer tantas repeticiones como puedas. Ambos maneras funcionan. Probablemente lo mejor sería hacer una mezcla en tus entrenamientos para mantener el entrenamiento interesante y efectivo.

Después de unas sesiones de entrenamiento con repeticiones parciales y repeticiones negativas, deberías ver un gran aumento de tu rango de movimientos, hasta que seas capaz de realizar flexiones completas en parada de manos contra la pared.

FLEXIONES EN PARADA DE MANOS

Las flexiones en parada de manos, hechas sin la ayuda de la pared, son uno de los logros de equilibrio y fuerza del cuerpo superior más impresionante a los ojos de la mayoría de la gente, y con razón. El entrenamiento para esto es relativamente simple, especialmente si ya dominas todo lo que hemos discutido hasta ahora en este libro.

Si puedes mantener cómodamente una parada de manos sin apoyo, y si puedes hacer las flexiones en parada de manos mientras que te inclinas contra una pared, puedes comenzar a trabajar en poner a ambos juntos. El proceso es básicamente lo mismo que el entrenamiento de las flexiones en parada de manos contra la pared, y vas a utilizar repeticiones parciales y negativas de nuevo, casi de la misma manera, con la misma progresión.

Cuando yo hago flexiones en parada de manos, me gusta llegar hasta el fondo, hasta que mi nariz toca el suelo, y lo mas lejos que puedo ir con las manos en el suelo. Eso va a significar que tu cabeza ira adelantándose un poco, y que

Patrick Barrett

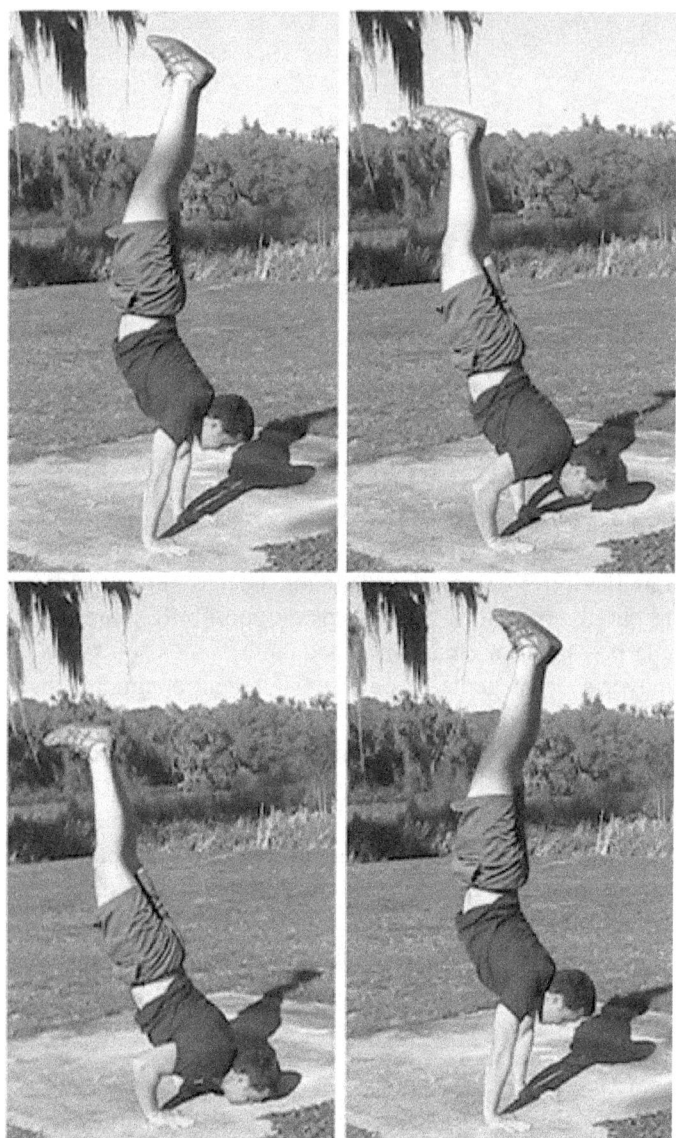

52

las piernas se inclinan un poco hacia atrás para compensar (como puedes ver). Puedes esperar que ocurra este movimiento, y prepárate a compensarlo, tanto en la bajada como en la subida.

Al igual que en una parada de manos, hay que mantener el equilibrio en el centro de la palma cuando bajas y presionando hacia arriba. Mantén el equilibrio en la bajada y la subida ya que ese movimiento te ayudará.

Muchas personas que sí tienen la fuerza para completar este movimiento, no lo pueden hacer, porque no pueden controlar el equilibrio cuando bajan. Ellos piensan que pueden controlarlo con los músculos. Piénsalo bien. Cuando estás tratando de presionar hacia arriba, pero estás perdiendo tu equilibrio hacia adelante, empezarás a presionar con fuerza con los dedos para mantener el equilibrio. Ahora toda esa fuerza que estás ejerciendo a través de los brazos y de los hombros, no está levantando tu cuerpo para arriba, sino que se dirige a través de los dedos, y hace que te inclines hacia atrás.

Ahora te estás hipercorrigiendo y te vas a caer. Si haces negativas completas es especialmente importante que entrenes la parada de manos, no sólo para construir la fortaleza que necesitas, sino también para aprender a mantener el equilibrio cuando tus brazos se doblan. De este modo, al pulsar para alzarse y echarte atrás, la fuerza de tu movimiento se dirigirá en tu palma, y será productiva y te levantará hacia arriba.

Muchas personas que no dedican el tiempo para conseguir el equilibrio adecuado se sentirán como si fuera imposible levantarse desde la posición de abajo, podrán el equilibrio justo y lo lograrán, i finalmente pueden dirigir la fuerza a través de las palmas de las manos, en vez de perderlo en las puntas de los dedos de los manos mientras luchan por mantener el equilibrio.

Como muchas de estas descripciones, todo esto tendrá más sentido cuando estás entrenando, y vas a ver que una vez que lo entiendes, encontrarás tu propia variante que funciona mejor para ti.

Trabaja en esto poco a poco. Al principio, sólo trata de bajar unas pulgadas, para acostumbrarte a la idea de mantener el equilibrio mientras que te mueves. Sigue con las repeticiones parciales en el principio para desarrollar ese sentido de equilibrio, y sólo cuando puedes subir y bajar unas pulgadas, debes empezar a probar las negativas hasta el fondo. A continuación, mezcla los dos en tu entrenamiento, continua con el desarrollo de la fuerza y ?? del equilibrio hasta que puedas tocar el suelo con tu nariz y presionar hasta el final para hacer una flexión completa en parada de manos.

COMENTARIOS GENERALES SOBRE EL ENTRENAMIENTO DE PARADA DE MANOS

En principio, tendrás que trabajar sólo para poder hacer estos ejercicios. Mientras lo haces, utiliza las progresiones y los consejos en "Entrenamiento Para Parada De Manos Sin Apoyo" y las descripciones de las reflexiones. Sin embargo, una vez que puedes hacer todo, puedes incluirlo en tu rutina de ejercicios.

Algunas personas sólo están interesadas en poder hacer una parada de manos, y no están tan interesados en las flexiones. Puedes incluir el entrenamiento de hacer parada de manos fácilmente en una rutina de ejercicios. Puede ser tan fácil como hacer una parada de manos todos los días, y mantenerlo durante todo el tiempo que puedas. Como alternativa, puedes mantener 3-5 paradas de manos con unos minutos de descanso en el medio, más o menos 2-5 veces a la semana.

Si te sientes capaz de hacer más, y no estás experimentando ningún dolor en las articulaciones o algo similar, no dudes en hacer más. La intensidad del entrenamiento de caminar con las manos depende en cierto grado de tu tamaño y tu condición física, pero en general, si quieres hacer más, hazlo. Si te gusta caminar con las manos, caminar a lo largo de un camino determinado también puede ser beneficioso, o una cierta distancia sobre una base regular.

Si también estás interesado en las flexiones, podrías utilizar un enfoque más estructurado. Como regla general, cuando estructuras los entrenamientos de las flexiones en parada de manos, puedes hacer ejercicios sin apoyo antes de utilizar la pared, y dentro de esos dos grupos puedes hacer ejercicios de presiones antes de hacer la parada de manos.

En otras palabras, podrías seguir una rutina como ésta (después del calentamiento y estiramiento, por supuesto):

1. Entrenar flexiones en parada de manos durante 5 o 10 minutos.

2. Hacer un par de paradas de manos durante el tiempo que puedas.

3. Hacer unas flexiones en parada de manos contra la pared.

4. Terminar con 3 series de flexiones en puntas.

Veremos esa rutina con más detalle:

Muchas veces es poco habitual decir "Haz tres series de 2 flexiones en parada de manos" y más común decir "Haz flexiones en parada de manos por cierto tiempo." Esto es un poco impredecible para la mayoría de la gente, incluso después de que te sientas cómodo con ellos, ya que en su mayor parte, cuando lo intentas, estás tratando de hacer tantos como puedas. Puedes perder el equilibrio después de una prueba durante tu primer intento, y luego esperar unos minutos y hacer cinco buenas.

Me parece que lo mejor es calentar, tratar de hacer unas flexiones en parada de manos, esperar más o menos un minuto, intentarlo de nuevo, y repetir hasta que los brazos se cansen y sientas que ya no eres productivo, y te prepares para pasar a un ejercicio mas fácil. Esto puede ser de cinco minutos a 45 minutos. Tus repeticiones y tu nivel de maestría aumentarán a medida que pases más tiempo dedicado a ello.

Si eres un gimnasta competitivo o un bailarín u otra persona dedicada, es probable que quieras llegar a un nivel de disciplina más alto y te felicito por ello. Sin embargo, si eres "cualquier persona" que está entrenando para hacer la parada de manos—como la mayoría de la gente que lee este libro—creo que lo que más te va a ayudar es mantener la actitud descrita en el párrafo anterior.

Después del entrenamiento de flexiones, pasas a la parada de manos, lo que debería ser un poco más sencillo. Las paradas de manos serán más difíciles ahora que te has cansado con las flexiones de brazos, de manera que obtendrás un entrenamiento mejor. A mí me gusta hacer 1 – 3 paradas de manos con un par de minutos de descanso, pero lo puedes variar como quieras, o pasar directamente a la siguiente parte.

Una vez que hayas terminado la parada de manos, puedes pasar a la pared para hacer algunas flexiones en parada de manos. Muchas veces tu capacidad de equilibrio se rinde primero antes que tu cuerpo superior con las flexiones en parada de manos, así que hacer unas cuantas series contra una pared puede ayudar a asegurar que tus brazos y tus hombros están consiguiendo el trabajo duro que necesitan para fortalecerse. A mí me gusta hacer 1-3 series de tantas como pueda.

Si todavía quieres más, puedes hacer algunas flexiones en las puntas, y por supuesto, si quieres terminar con la parada de manos contra la pared, puedes hacer eso también, aunque muchas veces cuando alguien puede hacer la parada de manos sin apoyo, ya no trabaja en parada de manos contra la pared.

Esto te da una rutina agradable y completa. Puedes cambiar la duración de esta rutina dependiendo del número de series e intentos de todo lo que haces. Decide cuánto tiempo quieres dedicar en cada entrenamiento, y planifica como corresponde.

UNA NOTA SOBRE LA FORMA

Hay personas que hacen la parada de manos como parte de una competición, y hay personas que lo hacen principalmente para hacer ejercicio. Las personas que lo hacen para un concurso (principalmente los gimnastas) también lo hacen para hacer ejercicio, pero al final su meta es ser capaz de realizar la parada de manos y hacer lo que es técnicamente correcto para un juez.

Yo no soy un gimnasta competitivo. No estoy entrenado para hacer paradas de manos, como un gimnasta competitivo. De hecho, no estoy entrenado para nada concreto. Lo que he aprendido ha sido casi exclusivamente a través de "prueba y error".

Creo que la gimnasia es una actividad impresionante, no me malinterpreten, sólo quiero dejar claro que no tengo ninguna autoridad sobre lo que significa hacer parada de manos de forma que un juez lo apruebe.

Una cosa que he aprendido es que casi todo el mundo tiene su definición de lo que es una versión "correcta" o "incorrecta" de un ejercicio. A veces, es una distinción importante—a veces la versión correcta puede ser beneficiosa mientras que la versión incorrecta puede conducir a problemas de articulaciones o lesiones.

Sin embargo, descubrí que la mayoría de las discusiones sobre la corrección o la incorrección de la parada de manos, en el mejor de los casos, no son necesarias. En su mayor parte, si una persona tiene sus manos en el suelo en lugar de los pies, es una buena indicación de que lo que está haciendo es una especie de parada de manos.

Dentro del término "parada de manos" hay todo un mundo de variaciones. Hay parada de manos que se basan más en la fuerza y otros que se basan más en el balance. Con ese fin, algunas personas hacen una distinción entre un "parada de manos" y un "balance de manos". Unos son rígidos y rectos, y otros tienen un " arco elegante ". Ha habido atletas fuertes y famosos cuyos paradas de manos caben en ambas categorías, y ninguno es más parada de manos que otro.

Lo que es una parada de manos es obvio. Si estás apoyado en tus manos, y si lo haces sin ningún tipo de dolor en las articulaciones o dolor de espalda, esto para mí es probablemente una buena parada de manos. Mi consejo para ti es que, a no ser que estés haciendo parada de manos como parte de una competencia (en este caso deberías hablar con tu entrenador e ignorarme), dejes éstas peleas a otras personas. En vez de comentar si alguien está haciendo un "verdadera" parada de manos, o escucharlos para saber si el tuyo es "verdadero", mejor pases un poco más tiempo entrenando o haciendo algo agradable. Hay cosas más importantes en las que preocuparte.

Esta pregunta es un poco más interesante cuando se trata de flexiones en parada de manos. Con la parada de manos, tienes una posición estática. Con una flexión, pasas por un rango de movimientos, y como regla general, siempre es lo mejor seguir al detalle ese rango de movimientos, y no detenerse en ningún punto arbitrario.

Aprendiste a hacer repeticiones parciales, esto está bien siempre y cuando aumentes el rango completo de movimientos con el tiempo, en lugar hacer siempre repeticiones parciales.

Ahora vamos a ver la flexión con parada de manos. Hicimos el entrenamiento necesario para ser capaz de bajar hasta que la nariz toca el suelo, y luego subir de nuevo. Esto es un rango completo de movimientos, ¿no?

Bueno, sí y no. Se trata de un rango completo de movimientos en los que bajas lo más que puedes, y empujas para subir. Sin embargo, lo que te detiene en el camino hacia abajo, no son las articulaciones ni los músculos, es el suelo. En otras palabras, si hubiera un gran agujero en el suelo, debajo de tu cara, podrías ir más lejos, en un rango más completo de movimientos.

Gimnastas y atletas serios usarán parallettes (mini barras horizontales) o bastones especialmente diseñados o plataformas para elevarse arriba del suelo, para que puedan bajar todo el camino hasta descansar los hombros en sus manos, con sus cabezas muy por debajo de sus manos. Se trata de un verdadero y completo rango de movimientos para la flexión de parada de manos.

Entrenarse para llegar a este punto requiere de la compra o de la construcción de equipos, y ponerte en una posición física levemente más precaria que de la que hemos hablado hasta ahora. Si a ti te gusta llevar a cabo esto, las progresiones serán bastante obvias (una extensión de las repeticiones parciales y negativas que ya hablamos). Utiliza a un observador e, idealmente, a un entrenador con alguna experiencia.

Un compromiso bueno y barato puede ser seguir todo el entrenamiento como ya hemos discutido, pero haciendo tus flexiones en parada de manos contra la pared con las manos en banquitos o sillas bajas. Otra vez, utiliza las repeticiones negativas y parciales para ampliar tu rango de movimientos. Estarás en un ambiente estable, con la pared para mantenerte, y tus manos elevadas que te permitirán bajar aún más lejos de lo que llegabas antes.

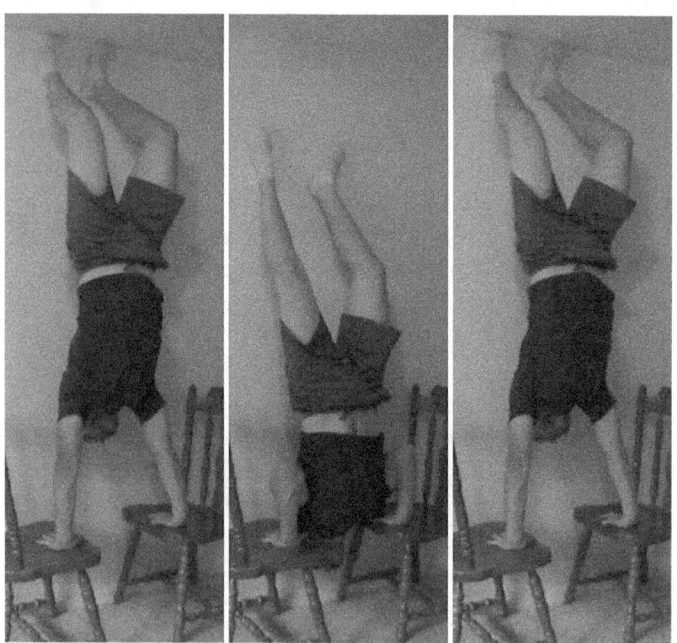

Experimente con la colocación de los dedos en cualquier parte de 3 a 9 pulgadas de la pared para encontrar una posición cómoda.

Hacer parada de manos en sillas o banquitos es un poco precario en un primer momento, dependiendo de lo alto que estén. Puede ser necesario colocar un pie en el borde de una de las sillas con el fin de llegar a tu posición.

Aprende este movimiento de la misma forma en que aprendiste a lanzar las piernas en primer lugar; mediante el uso de pequeños movimientos que se van haciendo progresivamente más grandes y más fuertes hasta que descubres la cantidad de fuerza que necesitas para levantarte en la parada de manos.

NUTRICIÓN

Al igual que muchos tipos de entrenamientos orientados a "habilidades", aprender a hacer parada de manos requiere de una recuperación efectiva entre los entrenamientos. Eso significa que tu cuerpo tendrá que reparar y fortalecer los músculos y tejidos de las articulaciones, a medida que avanzas a través de tu entrenamiento.

Si tu cuerpo va a repararse solo, va a necesitar de los materiales adecuados. Ahí es donde tu dieta entra en el juego.

La idea de tu entrenamiento precisamente es forzar tu cuerpo para pasar por ese proceso de fortalecimiento y reparación, así que si no vas a comer correctamente y darle a tu cuerpo los nutrientes que necesita, en cierta medida estás perdiendo el tiempo.

No voy a tratar de cubrir la totalidad de la nutrición humana en este capítulo. No es posible y tampoco es necesario. Pero sí es necesario tener un conocimiento básico de este concepto. Si haces tu entrenamiento, pero todo lo que consumes es cerveza, pizza y dulces, no te sorprendas cuando veas que no mejoras en absoluto.

Este ejemplo es un poco extremo, pero ocurre que muchas personas, incluso aquellos que están bastante convencidos de que comen bien, no están dando a sus cuerpos lo que realmente necesitan para repararse y recuperarse de manera óptima.

He escrito un libro completo sobre este tema llamado La dieta natural, y si estás interesado en la nutrición, entonces, sin duda recomendamos que eches un vistazo al mismo. Se presenta una aproximación a temas de la nutrición humana, y es muy diferente y mucho más simple que los otros libros que encuentras por allí—sin duda vas a aprender algunas cosas que no sabías antes.

Incluso si no te decides a leer ese libro, hay algunos errores básicos que tenemos que evitar, sobre todo en medio de algo como es el entrenamiento de parada de manos que requiere que tu cuerpo repare los músculos y las articulaciones, cuando se ajusta a estos nuevos movimientos.

Lo primero podría ser lo más importante – comer grasa. El consumo de grasa saludable es absolutamente fundamental para ser una persona saludable, particularmente cuando tu cuerpo está trabajando para reparar y mantener los tejidos de las articulaciones.

Cuando digo grasa, no estoy hablando de "aceite vegetal" (también llamado aceite de soja) o aceite de canola. Me refiero a la mantequilla, aceite de oliva, aceite de cacahuate, aceite de coco—cualquier aceite mínimamente procesado? que todavía tiene un olor y un sabor apetitoso.

Las grasas que no tienen olor ni sabor han pasado por una gran cantidad de procesos y los nutrientes contenidos en ellos están severamente dañados. No vas a querer introducir estas cosas en tu cuerpo.

Evita las grasas y aceites que son muy procesados ??y / o no tienen olor o sabor. Esto incluye cualquier tipo de margarina, "spreads", o el aceite de soja o aceite de canola embotellado. En su lugar, escoge las grasas con un solo ingrediente que huela a comida, tales como mantequilla real, aceite de cacahuate, aceite de oliva, aceite de coco, o aceite de palma, por ejemplo.

A continuación, coma frutas frescas. Fresca significa que no está empacado en una lata, o flotando en almíbar o en jugo y pasteurizada y puesto en una botella. Es simplemente una pieza de fruta fresca de la sección de productos que no ha sido calentado o procesado. Es posiblemente el combustible perfecto para tu cuerpo, y es algo que absolutamente debes comer varias veces al día, sin excepción.

Por último, evita los aditivos alimentarios siempre que sea posible. Hay varias docenas de esos aditivos que puedes encontrar en los alimentos, y aunque algunos son peores que otros, no tienes que gastar tiempo en aprender cuál es cuál, si no lo deseas. Sólo evítalos. La conclusión es que, a pesar de que son probados para su certificación y uso en los alimentos, algunos de ellos siguen siendo muy malos, y nadie está muy seguro de lo que sucede cuando comes todos ellos al mismo tiempo.

Evítalos. En el mejor de los casos, solo sirven para interponerse en el camino de los procesos normales de tu cuerpo, y en el peor, pueden causar algunos problemas graves, que implican malestar estomacal, dolor de cabeza, o algo peor. Puedes evitar todo esto con el consumo de alimentos saludables con ingredientes que reconoces.

Mantener una dieta óptima puede tener un efecto muy positivo en tu entrenamiento y tu bienestar general sobre una base diaria. Si esto es algo que te interesa, te recomiendo comprar una copia de mí libro, La dieta natural. Incluso si decides no leer ese libro, seguir estos consejos sencillos incluidos en este capítulo te va a beneficiar y te ayudará con tu entrenamiento.

CONÉCTATE CONMIGO

Para obtener más información sobre la salud, acondicionamiento físico y nutrición, me puedes encontrar en línea en BarrettBooks.com. Puedes leer mi blog y artículos, incluyendo un curso de la serie de perfiles de hombres fuertes, y otro sobre los aditivos alimentarios más corrientes.

También puedes ponerte en contacto conmigo directamente a través de la página "Contacto" para hacerme cualquier pregunta sobre ejercicio o nutrición que puedas tener, estaré encantado de responder lo mejor que pueda en mi sección "Entrenamiento Q & A", en el que respondo a las preguntas de los lectores.

Verás un formulario de inscripción por e-mail en el sitio, así que podrás introducir tu dirección de correo electrónico para estar al día en los blogs y libros nuevos. No recibirás correos electrónicos más de una vez a la semana, y por supuesto nunca recibirás spam o facilitaremos tus datos, y podrás cancelar tu suscripción en cualquier momento.

Otra forma de mantenerte actualizado es a través de mi página de Facebook, en Facebook.com/BarrettBooks.

Espero poder colaborar contigo, y por favor, contacta conmigo a través de mi sitio web con cualquier pregunta o comentario que puedas tener.

CONCLUSIÓN

Ahora ya conoces todo lo que necesitas saber para ser capaz de mantener una parada de manos sin apoyo durante un minuto o más, o para hacer una flexión con parada de manos, o caminar en las manos, o llevar a cabo una serie de otras habilidades.

Una gran parte de tu éxito, sin embargo, vendrá del desarrollo de la memoria muscular y el equilibrio intuitivo, que son fundamentales para hacer paradas de manos. Sólo puedes llegar a ese punto a través de la repetición constante y de la práctica inteligente de estos ejercicios.

Si tiendes a caer en cualquiera de estos ejercicios, trata de prestar atención a la dirección en la que caes. Averigua lo que puedes hacer con tus manos o las piernas, o la cabeza, o cualquier parte del cuerpo necesaria, para corregir esa tendencia.

Ser inteligente y prestar atención aumenta la calidad del tiempo que pasas entrenando para hacer paradas de manos, y hacer un entrenamiento de alta calidad te dará resultados que te harán sentir satisfecho.

Sin embargo, repetir la misma cosa una y otra vez, sin parar a pensar acerca de lo que no funciona, no te llevará muy lejos. Tampoco la lectura de este libro, si practicas mínimamente, y piensas demasiado en la "teoría" de lo que estás haciendo en vez de ponerlo en práctica para que tu cuerpo pueda empezar a sentir, intuitivamente, la manera correcta de mantener el equilibrio.

Tienes que dedicar tiempo al entrenamiento, y tienes que prestar atención a lo que estás haciendo—a lo que está funcionando y lo que no. Si no vas a tener en cuenta eso, no importa cuántos libros leas para aprender a hacer parada de manos.

Después de haber dicho todo eso, estoy tremendamente contento de que hayas decidido desarrollar esta habilidad. Hacer parada de manos es, sin duda, uno de mis formas favoritas de entrenamiento, porque aumenta la fuerza en las manos, los hombros, los abdominales y la espalda, y también porque desarrolla tu sensación general de equilibrio.

Por supuesto, hacer parada de manos también es divertido y muy satisfactorio, mucho más que cualquier ejercicio que realizas en una máquina de pesos.

Ser competente en hacer parada de manos lleva algún tiempo y también esfuerzo, pero vale la pena. Refuerza los ejercicios, entrena duro, y dale a tu cuerpo el alimento y el descanso que necesita para recuperarse después. Estarás contento de haberlo hecho.

OTROS LIBROS DE PATRICK BARRETT

Ejercicios naturales: Entrenamiento básico con Peso corporal y gimnasia de fortalecimiento y pérdida de peso

Ejercicios avanzados con peso corporal: Entrenamiento completo para todo el cuerpo para hacer en casa o en el gimnasio

Ejercicios para las manos y el antebrazo: Ejercicios y rutina de entrenamiento para fortalecer fuerza de prensión

Los mejores ejercicios para el abdomen: Rutina de ejercicios abdominales para fortalecer el abdomen y tener un vientre plano

SOBRE EL AUTOR

Puedes encontrar a Patrick Barrett en la web en BarrettBooks.com. Interesado en hacer ejercicios desde que comenzó a levantar pesas con su padre y hermanos mayores cuando era todavía un niño. Ha practicado media docena de deportes organizados (más notablemente hockey y la lucha libre en secundaria) hasta que una lesión en el cuello durante un combate de lucha libre, en su primer año, le impidió jugar más en cualquier deporte de contacto.

Después de la lesión, desarrolló el interés por la búsqueda de fuerza y ??equilibrio, en particular a través de peso corporal y la auto-enseñanza de ejercicios de tipo gimnástico.

A Patrick siempre le ha gustado tanto cocinar como comer. Insatisfecho con los consejos nutricionales confusos y contradictorios que las fuentes convencionales ofrecen a menudo, Patrick buscó otra manera de entender la nutrición humana de manera lógica, coherente y eficaz. Sus libros sobre alimentación y nutrición reflejan una información más 'limpia', más intuitiva y útil de los alimentos y su impacto en nuestra salud.

Patrick espera que sus libros le ahorren a su audiencia tiempo y dificultades mediante la oferta de maneras prácticas de lograr buena nutrición y objetivos de salud.